Td $^{97}_{179}$

DE L'EXPECTORATION

ET DE

LA COMPOSITION DES CRACHATS

DANS LES DIVERSES MALADIES

DE L'APPAREIL RESPIRATOIRE

PAR

LE DOCTEUR H. CHATIN

Médecin de l'Hôtel-Dieu,

Membre honoraire de la Société des Sciences médicales

de Lyon.

LYON

IMPRIMERIE D'AIMÉ VINGTRINIER

RUE DE LA BELLE-CORDIÈRE, 14.

1864

DE L'EXPECTORATION

ET DE LA COMPOSITION DES CRACHATS

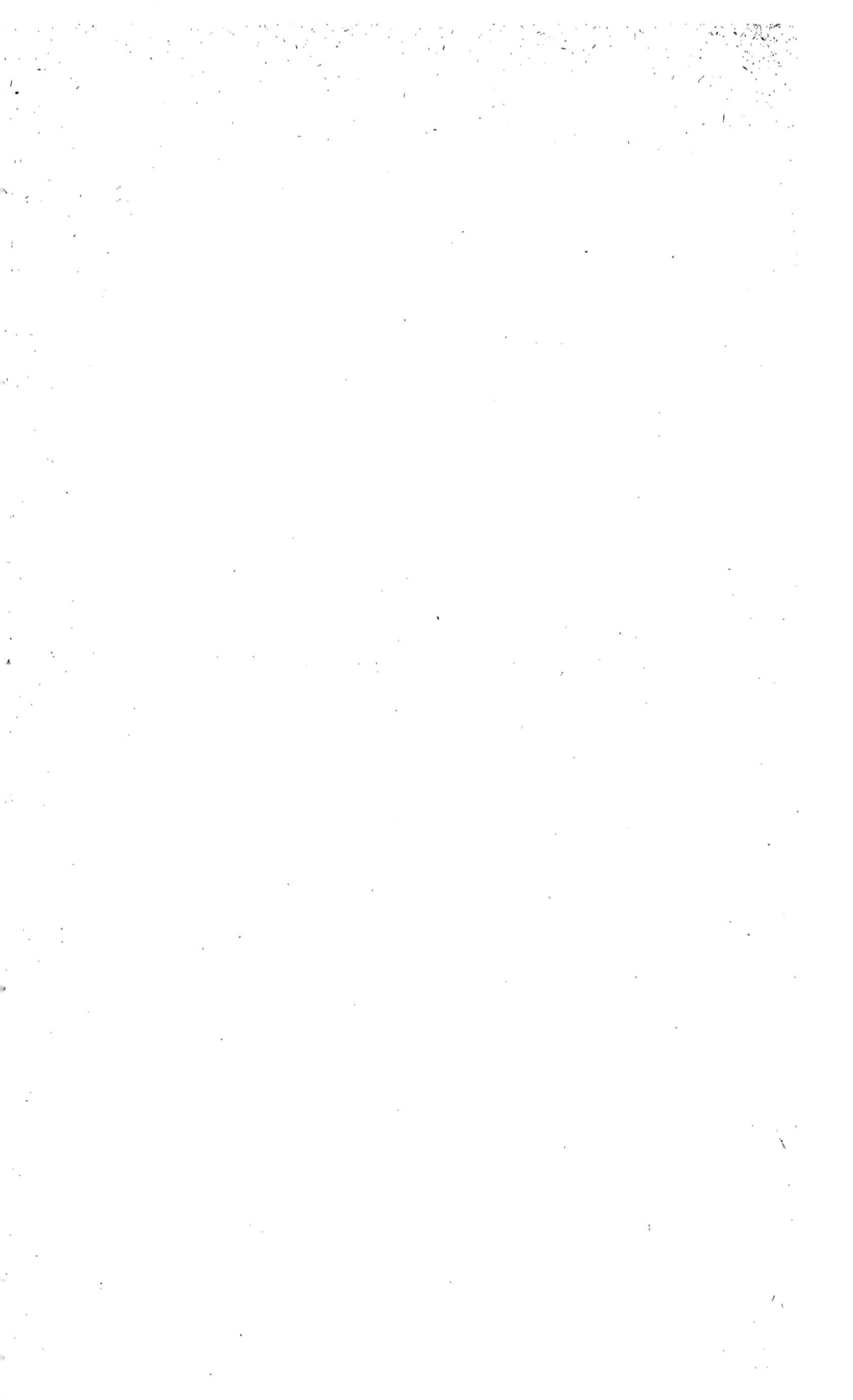

DE L'EXPECTORATION

ET DE

LA COMPOSITION DES CRACHATS

DANS LES DIVERSES MALADIES

DE L'APPAREIL RESPIRATOIRE

PAR

LE DOCTEUR H. CHATIN

Médecin de l'Hôtel-Dieu,
Membre honoraire de la Société des Sciences médicales
de Lyon.

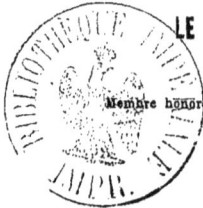

LYON
IMPRIMERIE D'AIMÉ VINGTRINIER
RUE DE LA BELLE-CORDIÈRE, 14.

1864

DE L'EXPECTORATION

ET DE LA COMPOSITION DES CRACHATS

DANS LES DIVERSES MALADIES

DE L'APPAREIL RESPIRATOIRE.

———

On appelle expectoration l'action par laquelle les matières contenues dans la trachée artère, et particulièrement dans les bronches, sont rejetées au dehors ; l'expuition et le crachement diffèrent un peu de l'expectoration ; l'expuition indique le rejet de matières amassées dans l'arrière-gorge, tandis que le crachement désigne le rejet de mucosités parvenues dans la bouche ou exhalées dans cette cavité.

La cause qui provoque l'expectoration est au-dessous de la glotte, celle qui excite l'expuition est au-dessus, et celle qui effectue le crachement est dans la bouche même ; l'air expiré subitement dans ces trois variétés de la même fonction rencontre un obstacle à la glotte dans un cas, à l'isthme du gosier dans le second, et aux lèvres dans le troisième.

On donne le nom de crachat (*sputum*) aux matières chassées des bronches, du larynx, de l'arrière-gorge et de la bouche elle-même, par quelqu'un des actes dont nous venons de parler.

Le symptôme de l'expectoration est si remarquable qu'il a dû nécessairement appeler l'attention de tous les médecins.

Dès la plus haute antiquité, on a examiné les produits expectorés, on a d'abord étudié le produit en lui-même en tant que symptôme ; puis on a cherché à dégager le signe en établissant la valeur diagnostique et pronostique du symptôme.

Pour déterminer la composition d'un produit morbide, il peut suffire quelquefois d'étudier ses caractères physiques et de faire l'application directe des sens de la vue, du toucher, du goût, de l'odorat ; cette méthode n'est pas rigoureuse, elle est incomplète et a conduit à l'erreur. C'est ainsi que Van-Swieten attribuait à la bile la coloration verdâtre de l'expectoration ; Galien s'exprimait ainsi : « Les crachats sont pâles et jaunes quand l'humeur bilieuse y est mêlée, noirs, quand l'humeur noire s'y trouve mélangée, écumeux et blanchâtres; enfin, quand la pituite surabonde. »

Le sang mêlé en quantité notable aux crachats a été reconnu à la simple inspection par les plus anciens médecins. Arétée dit que, dans la péripneumonie, les crachats sont rougeâtres, ce qui tient à une certaine quantité de sang.

Sydenham établit que dans la pleurésie l'expectoration est plus ou moins mélangée de sang (1).

---

(1) Les anciens confondaient sous le nom de pleurésie l'inflammation de la plèvre ou du poumon.

Hippocrate cherche à déterminer la présence du pus dans les crachats, il démontre la présence de ce produit par l'épreuve hydrostatique avec l'eau de mer et par la mauvaise odeur que ces crachats répandent, lorsqu'on vient à les brûler sur des charbons ardents. Van Swieten fait remarquer que les crachats purulents ne gagnent le fond de l'eau que lorsqu'ils ne sont pas mélangés à des mucosités contenant des bulles d'air.

Notre intention n'est point de faire un historique complet de la question, mais seulement d'en indiquer les principales phases. Ainsi, la connaissance exacte de l'anatomie élémentaire et histologique ayant fait défaut aux auteurs anciens, il faut arriver jusqu'à l'école anatomo-pathologique pour voir se réaliser quelques progrès ; lorsque les travaux de Laennec, d'Andral (1), de Louis, de Piorry, eurent révélé l'existence de produits morbides caractéristiques de certaines affections, on put constater alors, soit la matière tuberculeuse, mélanique, hydatique, soit les détritus gangreneux, les productions crétacées, la fibrine coagulée ; à l'aide de mélanges artificiels, on reproduisit toutes les colorations des matières expectorées.

Cependant il restait encore quelque chose à faire dans l'étude de la composition des crachats : le microscope et l'analyse chimique ont comblé la lacune. A l'aide du microscope, on a reconnu les éléments morphologiques de l'expectoration dans les diverses maladies de l'appareil res-

---

(1) Andral, Thèse de Paris 1821. — *Traité de l'auscultation médiate*, augmentée par Andral, par Laennec, 1832.

piratoire, et cet instrument a fait reconnaître d'une manière exacte la présence du pus ou du sang.

La connaissance de la composition élémentaire des tissus normaux permit dès lors également de trouver dans l'expectoration les traces de tissus organisés, en proportion trop faible pour apparaître à l'œil nu.

C'est à Bühlmann, à Lebert, à Virchow, à Traube et surtout à Biermer que revient l'honneur de l'application de cet instrument à la connaissance de la composition élémentaire des crachats.

La recherche microscopique appliquée à cette question a pour résultat de nous montrer les débris de tissus morbides détachés par la maladie, les cellules et les débris de cellules rejetées au-dehors; elle reconnaît la qualité des éléments morphologiques, elle permet d'établir à peu près le rapport existant entre les cellules et les éléments non-organisés de la sécrétion, de constater s'il y a peu ou beaucoup de globules de sang, de cellules épithéliales, de corpuscules muqueux.

Les connaissances chimiques sont souvent nécessaires pour l'étude de quelques éléments des crachats; elles complètent les données du microscope. La chimie, d'après quelques auteurs compétents, n'a pas encore donné sur cette question des résultats positifs, et il n'y aurait pas même beaucoup à en attendre pour la connaissance de la valeur séméiologique de l'expectoration. Biermer pense que cette assertion est exagérée, et il reconnaît que les travaux de Pearson, de Brett, de Vogel, de Gutterboek, de Wright, ont tracé la voie qui pourra conduire à des résultats satisfaisants. Avec le concours de l'analyse chimique on peut arriver à la connaissance des changements de sécrétion, qui ont lieu aux différentes périodes des maladies de la muqueuse pulmonaire. Il peut être très-utile de pouvoir déterminer la quantité de sels, de matières organiques et de matières extractives contenues dans une expectoration de 24 heures. Nous n'avons pas la prétention d'indiquer des procédés d'analyse appliquables à l'étude chimique des crachats; nous voulons seulement rappeler quelques moyens simples, faciles à employer au lit du malade et pouvant rendre quelques services. Ainsi, on place une certaine quantité de crachats frais dans une capsule tarée à l'avance, on la fait sécher au bain-marie, on pèse, et la différence de poids indique la quantité d'eau et la quantité de substances solides : si l'on calcine ensuite au rouge et à l'air, sans trop chauffer pour ne pas volatiliser le sel marin, il ne reste plus dans la capsule que les sels minéraux fixes. Il peut être important aussi de pouvoir doser l'albumine contenue dans une certaine quantité de crachats.

Il faut pour cela introduire le produit à analyser dans un long tube de verre et le mélanger intimement avec une certaine quantité d'eau ; après avoir agité le mélange pendant longtemps, les parties cellulaires les plus denses se précipitent, et l'albumine reste en dissolution ; on traite alors par l'acide acétique, puis par le carbonate d'ammoniaque, l'albumine est séparée et peut être pesée. Le papier réactif est souvent employé pour savoir si les crachats sont acides ou alcalins. L'acidité du crachat indique son mélange avec des mucosités venant de l'estomac.

2

Il existe donc trois méthodes pour l'étude des crachats :
1° L'examen ordinaire que nous faisons à l'aide de nos sens;
2° l'examen microscopique ; 3° l'examen chimique. Ces trois
procédés se complètent réciproquement.

L'examen physique nous fournit les données relatives à
la quantité, à la forme, à la couleur, à l'état écumeux, à la
densité, à la consistance, à l'odeur et au goût des crachats.

La *quantité* est très-variable, et pour la maladie et pour
le malade. Au début de l'inflammation de la muqueuse, la
sécrétion est peu abondante ; elle est au contraire très-co-
pieuse dans la bronchite chronique, la bronchorrhée et
certaines phthisies.

La couleur varie également ; ainsi, dans la bronchite
aiguë, les crachats sont décolorés et transparents, opaques
au contraire quand cette affection passe à l'état chronique ;
d'autres fois ils sont verdâtres, jaunâtres ; le sang mêlé aux
crachats leur donne des nuances infinies suivant la quantité
qui y est incorporée ; ainsi ils sont rutilants, striés, rouillés;
ces nuances éclairent le diagnostic.

La forme n'a rien de bien spécial ; le plus souvent les
crachats sont agglutinés en masse au fond du vase, quelquefois ils conservent la forme cylindrique, le moule des
bronches ; d'autres fois on les retrouve sous la forme de
lambeaux comme dans le croup ; enfin quelques-uns sont
ronds, bien détachés, nummulaires ou déchiquetés sur les
bords, nageant dans un liquide plus ou moins visqueux.

État spumeux. Les produits de l'expectoration contiennent souvent des vésicules remplies d'air : lorsque toute la

masse expectorée est fortement spumeuse, on peut conclure à une grande gêne de la respiration.

La densité des crachats nous est révélée par leur aspect physique et par la facilité avec laquelle ils se mélangent à l'eau. Leur consistance donne la proportion approximative de leurs divers éléments ; les plus fluides contiennent beaucoup d'eau ; les plus visqueux, une grande proportion de mucus pathologique; — une cohérence plus considérable indique la présence de matières fibrino-albumineuses.

Les crachats sont généralement inodores ; ils ne deviennent fétides que dans la gangrène pulmonaire, l'odeur spécifique n'est égalée que par la valeur du signe.

Le goût des crachats peut varier selon les maladies, mais son importance ne doit être que secondaire en raison de l'appréciation individuelle et quelquefois des complications étrangères à la maladie principale, telles qu'un état saburral de l'estomac.

Les anciens médecins distinguaient dans l'expectoration l'état de crudité et l'état de coction, moins par la différence d'aspect des crachats que par la période de la maladie à laquelle ils appartenaient : la coction caractérisait la deuxième période de la maladie ou son passage à l'état chronique ; la crudité de l'expectoration se rapportait au début de l'inflammation.

ÉLÉMENTS MORPHOLOGIQUES DE L'EXPECTORATION.

Biermer (1) divise en deux catégories tous les éléments qui entrent dans la composition des crachats :

(1) Die lehre vom auswurf (*Biermer anton.*, 1855).

1º Les composés morphologiques qui suivent : les épithéliums, les globules de sang, les globules de pus et les
corpuscules muqueux, les tissus des organes respiratoires,
les cristaux, les entozoaires, les produits albumino-fibrineux,
les poils, les débris d'aliments et les corps étrangers ;

2º Les éléments amorphes et chimiques qui sont : la protéine, les dérivés de la protéine, le sucre, la graisse, la
matière colorante et l'eau.

Il est important de pouvoir reconnaître tous les éléments
morphologiques.

Les épithéliums sont souvent mêlés aux produits expectorés ; on retrouve les trois formes décrites par les auteurs,
l'épithélium pavimenteux, l'épithélium cylindrique et le
vibratil : l'épithélium pavimenteux est formé par des cellules aplaties, tantôt rondes, tantôt polyédriques. Leur
grandeur varie de 0^{mm} 03 à 0^{mm} 06. Elles contiennent
un noyau, quelquefois un nucléole ; l'acide acétique rend
ces cellules transparentes, surtout dans les parenchymes ;
l'épithélium pavimenteux qu'on retrouve dans les crachats
peut provenir soit de la muqueuse de la langue, de la bouche, de l'arrière-bouche, de la face supérieure de l'épiglotte,
soit de la muqueuse qui tapisse la trachée et de la cellule
pulmonaire ; l'épithélium fourni par les glandes trachéales
est rond et plus petit que celui de la muqueuse de la langue
reconnaissable à la forme polygonale des grandes cellules
qui le constituent. Dans les alvéoles pulmonaires l'épithélium
est très-petit, formé par des cellules légèrement ovales, et
pourvues d'un noyau qui égale presque la grandeur de la
cellule elle-même. Dans l'expectoration rejetée le matin en

état de santé, on retrouve facilement ces cellules isolées ou réunies en masse. A l'état pathologique ces cellules s'hypertrophient et se déforment, elles deviennent grisâtres et se chargent de granulations graisseuses.

L'épithélium cylindrique consiste en cellules d'une forme conique ou prismatique avec cinq ou six pans ; ces éléments sont plus longs que larges, ils s'implantent par l'une de leurs extrémités effilée sur la muqueuse, tandis que l'autre extrémité, en se plaçant à côté des autres cellules, forme la surface libre de la muqueuse. On trouve dans ces cellules un noyau et un ou deux nucléoles. Cette variété d'épithélium est très-répandue dans l'économie, dans les voies aériennes; on la trouve jusqu'aux canalicules respirateurs.

On trouve enfin des cellules qui portent sur leur base de petits prolongements que l'on appelle cils *vibratiles*. Ces cils sont des filaments fins, homogènes, qui jouissent de la propriété de se contracter sans le secours des nerfs ; leurs mouvements persistent pendant vingt-quatre heures et plus après que les cellules ont été séparées du corps. Cette variété d'épithélium n'est pas fréquente dans l'expectoration : on peut la trouver cependant dans la sécrétion du coryza aigu à son début, ou dans le crachat d'une bronchite à la première période.

Un produit épithélial souvent trouvé par M. Schutzenberger (1) dans les crachats de la pneumonie, consiste en cellules de grandeur variable, mais généralement d'un diamètre plus considérable que celui de l'épithélium alvéo-

(1) Schutzenberger (Thèse de Strasbourg).

laire, renfermant une matière pigmentaire granulée, tantôt
d'un noir très-prononcé, tantôt d'un brun foncé. Biermer
insiste sur la dilatation des épithéliums distendus par le
liquide qui les imprègne.

Les débris de toutes ces cellules apparaissent aussi dans
l'expectoration sous la forme de petites granulations qui se
détruisent très-rapidement.

Des caillots fibrineux se présentent quelquefois dans la
matière expectorée ; tantôt ils sont assez grands pour être
vus à l'œil nu, d'autres fois leur exiguité exige l'intervention
du microscope.

La présence de débris organisés des voies respiratoires
retrouvée dans l'expectoration est toujours le résultat d'un
travail ulcératif, qui s'effectue dans le trajet de l'organe de
l'hématose, soit par le fait d'une pneumonie vésiculeuse ou
lobulaire qui vient à suppurer, soit par le fait d'un processus tuberculeux qui parcourt son évolution. Le tissu que
l'on rencontre le plus souvent est le tissu élastique pulmonaire ; il apparaît tantôt sous la forme de fibres isolées,
tantôt sous forme de paquets ou faisceaux contenant un
assez grand nombre de ces fibres. Au microscope, ces fibres
sont reconnaissables à la frisure qu'elles présentent à leurs
extrémités, à leurs bords parallèles et à leur minime épais-
seur ; la potasse caustique en solution ne les dissout pas,
ce qui les différencie des fibres du tissu connectif ; elles
viennent toujours du tissu pulmonaire. La fibre élastique
est généralement libre dans l'expectoration : Rémak l'a
rencontrée plusieurs fois enfermée dans un étui fibrineux.

Le tissu connectif ne se trouve que rarement dans l'expectoration, et on doit toujours conserver une certaine défiance relativement à son origine : il apparaît ordinairement sous la forme de petits points ou de lambeaux membraneux opaques, de couleur grise ; au microscope, ces lambeaux se présentent sous la forme d'un tissu amorphe dans lequel on trouve une quantité de corpuscules pigmentaires noirs qui indiquent que ce tissu connectif vient des espaces interlobulaires. Ces données nous ont été fournies par la lecture des travaux de Bühlmann et de Biermer, et nos expériences ont été confirmatives sur un grand nombre de points.

Les globules du sang sont l'indice d'une extravasation dans les voies aériennes que l'on peut constater par la simple vue, mais si le liquide sanguin est en très-petite quantité et intimement mélangé à l'expectoration, le microscope vient lever les doutes. Les globules sanguins sont des éléments faciles à reconnaître, ils sont bi-concaves, circulaires, d'un rouge vif à la lumière réfléchie, d'une teinte jaunâtre un peu rosée à la lumière transmise. Le centre du globule réfracte la lumière plus facilement que les contours et paraît plus transparent. Composés d'une masse homogène, ces globules renferment des principes salins, graisseux et une matière colorante, l'hématosine unie à la globuline ; l'eau les gonfle et les dissout rapidement après les avoir fait pâlir. Lorsque le sang forme la partie la plus considérable de l'expectoration, comme dans l'hémoptysie, les globules ne sont pas altérés, ils sont agglutinés et empilés comme des pièces de monnaie. Si le sang n'est qu'en très-petite proportion dans le crachat, les globules sont alors isolés ou se touchent seulement par leurs bords.

Les globules de pus et les corpuscules muqueux ont été confondus par certains observateurs qui ont considéré ces deux éléments comme deux modifications différentes d'un même principe et leur ont donné le nom de corpuscule d'exsudat ; d'autres ont reconnu deux éléments distincts. Il vaut mieux admettre le globule purulent et le corpuscule muqueux qui tous deux se retrouvent en si grande abondance dans les crachats. La production de ces deux éléments est toujours sous la dépendance d'un état inflammatoire. Le globule purulent et le corpuscule muqueux offrent des caractères de ressemblance et de différence ; d'abord leur forme commune est sphérique et ne s'aplatit qu'en raison de la pression qu'ils supportent ; leur surface est granulée, le contenu moléculaire plus ou moins transparent, et l'acide acétique y fait apparaître un ou plusieurs noyaux. Le globule purulent diffère du corpuscule muqueux par son aspect plus granulé, par son enveloppe qui paraît plus épaisse ; le premier, sous l'objectif du microscope, se meut moins facilement que le second et présente un diamètre un peu moindre ; la couleur jaune, enfin, est plus tranchée dans le globule purulent que dans le corpuscule muqueux.

Virchow établit la relation qui existe entre les cellules épithéliales malades, les corpuscules muqueux et les globules purulents de la manière suivante : « Quand on compare « entre elles les cellules purulentes, muqueuses et épithé- « liales, on voit qu'il existe plusieurs degrés de transition « entre les corpuscules de pus et les cellules épithéliales « ordinaires. A côté de corpuscules purulents complets, « possédant de nombreux noyaux, on trouve des cellules

« assez volumineuses, rondes, granulées à un seul noyau ;
« ce sont les corpuscules muqueux; plus loin on trouve des
« éléments encore plus volumineux, à forme typique, à
« noyau simple et gros ; ce sont des cellules épithéliales ;
« mais ces cellules sont aplaties, ou anguleuses, ou cylin-
« driques, tandis que les globules purulents et les corpus-
« cules muqueux restent dans tous les cas arrondis ou glo-
« buleux. » (1)

Les produits cristallins qui apparaissent quelquefois dans
l'expectoration sont les cristaux des corps gras : cholestérine et margarine, les cristaux pigmentaires et ceux de
phosphate ammoniaco-magnésien.

D'après les recherches de Bülhmann et de Biermer, la
cholestérine, si abondante dans certains produits patholo-
giques, est rare dans l'expectoration ; Biermer ne l'a obser-
vée qu'un certain nombre de fois dans les crachats des
phthisiques ; sa détermination au microscope est très-fa-
cile, en raison de sa forme ; ce sont des paillettes minces,
de forme rhomboédrique, solubles dans l'éther, insolubles
dans l'eau, les acides, les alcalis.

Les cristaux de margarine se présentent sous la forme
d'aiguilles tantôt droites, tantôt recourbées, ayant de l'analogie avec les faisceaux de fibres élastiques : les réactifs
chimiques font aisément distinguer ces deux éléments : la
margarine se dissout dans l'éther et l'alcool bouillant, plus
difficilement dans les alcalis. La présence de ces cristaux

(1) Virchow. *Pathologie cellulaire*, 1861.

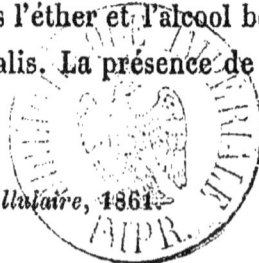

indique toujours la putridité des éléments qui les contiennent ; on la rencontre souvent dans la gangrène pulmonaire.

Outre la margarine et la cholestérine, on rencontre quelquefois des gouttelettes d'huile tantôt isolées, tantôt réunies en groupe ; ces gouttelettes apparaissent très-rondes, douées d'un éclat très-brillant ; elles sont solubles dans l'éther et les alcalis.

De tous les entozoaires susceptibles de se développer dans le corps de l'homme, il n'y a que l'échinocoque qui ait été observé dans le poumon. Les débris de ces vers apparaissant dans l'expectoration sont constitués, soit par des vésicules complètes, soit par des lambeaux provenant des sacs qui les constituaient. Ces lambeaux, vus au microscope, ont une structure lamelleuse, comme celle de la cornée, les extrémités libres de ces débris ont une tendance à s'enrouler à la façon des copeaux de bois. Enfin accidentellement, des vers lombriques remontés jusqu'au pharynx pourront être rejetés par la toux.

Dans une observation du docteur Peacock, les crachats consistaient en une matière visqueuse, opaque, muco-purulente, contenant des vésicules hydatiques colorées en jaune avec des crochets d'échinocoque visibles au microscope.

DES CRACHATS DANS LES MALADIES DU LARYNX
ET DE LA TRACHÉE.

Après une étude générale sur les éléments organisés qui composent les produits de l'expectoration, il nous reste,

pour compléter notre travail, à examiner spécialement cette
sécrétion morbide et sa valeur séméiologique dans les différentes maladies des organes respiratoires ; ainsi nous étu-
dierons dans différents chapitres : 1° l'expectoration dans
les maladies du larynx et de la trachée ; 2° dans la bronchite
sous toutes ses formes ; 3° dans les différentes espèces de
pneumonie ; enfin dans les tubercules pulmonaires. Nous
citerons également les caractères des crachats dans l'anthracosis et les mélanoses du poumon, dans l'emphysème,
dans l'œdème et la gangrène pulmonaire.

Le crachat n'a pas une grande valeur diagnostique dans
les maladies du larynx et de la trachée ; il est très-difficile
de déterminer l'origine locale précise des produits expectorés. La construction histologique de la muqueuse du larynx,
de la trachée et des bronches, est la même quant aux éléments essentiels ; d'un autre côté, les processus morbides
qui se développent ordinairement sur ces parties des voies
respiratoires ont entre eux la plus grande analogie. Si l'on
veut tirer parti de l'étude des crachats pour le diagnostic
des affections du larynx, il faut surtout examiner leur forme
et tenir compte de la sensation subjective du malade.

Les crachats formés dans les cavités du larynx, ou ceux
qui, sécrétés plus profondément, ont séjourné dans l'organe
vocal, sont petits, ronds, grumeleux, d'un aspect perlé.
Laënnec avait indiqué cette forme caractéristique des crachats du matin chez les gens qui, par profession, font un
usage immodéré de la voix ou du chant. Les mucosités ar-
rivées dans le larynx sont expulsées par un très-léger mou-
vement de toux. A l'état sain, cette muqueuse donne très-

peu de mucus, mais l'exercice de l'organe suffit pour aug-
menter cette sécrétion, comme cela a lieu à la deuxième
période de l'inflammation catarrhale simple.

Le mucus visqueux du larynx est surtout composé de
jeunes cellules épithéliales plus grandes que les globules
de pus, contenant deux ou trois noyaux dont les bords blan-
chissent par l'addition de l'acide acétique.

Les parties des crachats ayant un aspect grisâtre sont
composées de cellules granuleuses colorées par des matières
étrangères inspirées.

La maladie la plus commune et la plus simple du larynx
et de la trachée, c'est l'affection catarrhale ; à un degré peu
intense, les malades rejettent, par une toux saccadée, de
petites quantités d'un mucus aqueux et spumeux qui, quelques jours après, devient plus épais, moins transparent, se
teint en gris ou présente des stries sanguinolentes. Dans la
forme chronique, cette sécrétion devient blanc-jaunâtre ou
muco-purulente.

Dans certaines conditions individuelles, une légère affection catarrhale unie à un peu d'hypérémie peut suffire
à produire une rupture capillaire et déterminer un crachat
de sang ou même une petite hémorrhagie du larynx, si
surtout la diathèse scorbutique, hémorrhagique, ou une
certaine laxité du tissu muqueux et des vaisseaux, viennent
apporter leur part d'influence.

Nous ne faisons que signaler en passant, à cause du siége,
l'inflammation croupale du larynx et le croup de l'adulte
consécutif à un état diphthéritique qui se continue de l'arrière-gorge à l'œsophage et envahit ensuite la muqueuse

respiratoire. Dans le typhus et très-souvent dans les der-
niers degrés de la phthisie, il se développe dans le larynx
une inflammation aphtheuse qui amène des ulcérations, des
érosions donnant lieu à une petite sécrétion purulente que
l'on retrouve dans les crachats; mais ces produits sont
mélangés à la sécrétion bronchique et ne peuvent donner
aucune indication si l'on ne trouve pas des aphthes dans le
pharynx et dans la bouche.

L'inflammation du tissu cellulaire sous-muqueux, ou
œdème de la glotte, donne lieu à une expectoration de matières muqueuses qui n'a rien de spécial. L'étude de l'expectoration appliquée à la phthisie laryngée n'a donné que
des résultats négatifs ; on ne peut, à son aide, déterminer
ni le siége des ulcérations, ni leur profondeur, ni leur nature, à moins de rencontrer dans les crachats des détritus
des cordes vocales, ou des débris de cartilages du larynx,
terribles ravages de la diathèse syphilitique, qui peut seule
amener ces désordres. Au musée de Wurtzbourg on conserve
un larynx dont les cartilages ont été détruits par la syphilis;
des débris ont été retrouvés dans les crachats et la mort a
eu lieu par suffocation.

DE L'EXPECTORATION DANS LA BRONCHITE CAPILLAIRE.

A l'état normal, la muqueuse des voies respiratoires est
le siége d'une desquamation insensible mais continue de
l'épithélium dont les matériaux dissous ne donnent pas lieu
à l'expectoration.

Ces débris constituent en grande partie ce qu'on appelle le *mucus*; on observe néanmoins, des individus qui, sans être malades, expectorent tous les matins quelques crachats opaques, blancs ou jaunâtres, composés d'une matière amorphe, d'un peu de graisse, d'épithélium et de jeunes cellules.

Certaines dispositions individuelles augmentent manifestement la rapidité de la chute épithéliale des muqueuses : nous savons la durée de la sécrétion dans les bronchites scrofuleuses. Il est des individus qui sans être atteints d'une affection catarrhale évidente, expectorent cependant des quantités notables de mucus; on ne peut donc pas établir une ligne de démarcation bien tranchée entre l'état physiologique et l'état pathologique. L'état catarrhal habituel des muqueuses a été expliqué par le professeur Küss, par un défaut d'équilibre entre la production des jeunes cellules et l'exfoliation des anciennes. Cette interprétation anatomique et non médicale n'explique que le résultat de la maladie. Chez quelques sujets, les affections catarrhales chroniques s'établissent fréquemment d'emblée, sans être précédées de la période aiguë.

Lorsque sous l'influence d'une cause quelconque, il se développe une affection catarrhale aiguë, on observe d'abord une période où l'exfoliation épithéliale se supprime brusquement pour faire place à une sécheresse anormale de la muqueuse : ainsi ces mêmes malades qui habituellement rejetaient quelques crachats dans la journée, sont pris d'une toux sèche, et après un temps variable suivant le degré d'inflammation, il survient une expectoration blanche, transparente, assez semblable à de l'albumine et d'une grande viscosité.

Au microscope, on retrouve, dans ces crachats, des débris d'épithélium pavimenteux ou cylindrique, de jeunes cellules finement granulées en quantité considérable, ce qui indique une exfoliation épithéliale plus active qu'à l'état normal, entraînant la chute non-seulement des vieilles cellules, mais aussi de celles plus jeunes et en voie de formation. A la surface de la masse expectorée, on constate une quantité plus ou moins grande d'écume, preuve certaine que ces masses ont été plus ou moins mêlées avec l'air ; enfin, on y trouve également de légères stries de sang, provenant de la rupture d'un vaisseau capillaire à la suite d'un effort de toux : telle est l'expectoration que présente d'ordinaire la bronchite à cette période, mais il peut arriver aussi qu'au lieu d'être simplement muqueuse, elle contienne une proportion considérable de matières aqueuses susceptibles de donner aux crachats une fluidité plus grande. Dans une autre période de l'évolution catarrhale, dans la coction, les crachats prennent un autre aspect. Le mucus se trouve alors mélangé à des masses opaques, jaunes, blanchâtres ou verdâtres qui le sillonnent sous forme de stries. Le microscope révèle dans ces crachats l'existence d'une certaine quantité de matière muco-purulente intimement mélangée aux éléments que nous avons signalés dans l'expectoration précédente.

L'existence des crachats de cette nature coïncidant toujours avec la diminution des symptômes fébriles, indique la diminution de la phlegmasie bronchique et la terminaison par la guérison ou l'état chronique. Dans le premier cas, les crachats deviennent moins abondants, plus épais, plus opaques jusqu'à leur disparition complète, lorsque la muqueuse est revenue à son état normal : ainsi l'examen seul des crachats peut faire déterminer la phase de la maladie. Le passage de la bronchite à l'état chronique est caractérisé par des crachats plus abondants, rejetés surtout le matin ; leur couleur, dans ce cas, est très-variée du vert au jaune avec toutes les nuances intermédiaires ; ils sont semblables à ceux qu'on observe à la fin de la bronchite aiguë ; à la simple inspection, on ne peut pas dire s'ils sont le résultat d'une irritation chronique de la muqueuse, ou bien s'ils appartiennent au deuxième degré de la bronchite aiguë; les autres symptômes donnent la clef du diagnostic; ces crachats sont encore faciles à distinguer de ceux de la phthisie, en effet, ici, le mélange des éléments puriformes et muqueux est beaucoup moins intime que dans la phthisie tuberculeuse ; cette distinction est importante, car il n'est pas rare de trouver chez les vieillards des catarrhes chroniques avec expectoration copieuse, donner lieu à la fièvre hectique comme dans la phthisie et conduire les malades au tombeau. Relativement à l'abondance de l'expectoration dans les catarrhes aigus et chroniques, nous avons toujours remarqué que lorsque l'expulsion vient à être arrêtée brusquement par une imprudence du malade ou une médication intempestive, la suffocation devient imminente.

Très-souvent, c'est à cette cause que l'on peut rapporter l'état asphyxique qui amène la mort des sujets atteints de bronchite capillaire.

La bronchite chronique est souvent suivie d'une dilatation des bronches et dans ce cas l'expectoration prend des
proportions considérables : Biermer cite l'observation d'un
malade qui rendait vingt onces tous les jours. Nous avons
observé deux malades avec des dilatations bronchiques ex-
pectorant 600 à 700 grammes tous les jours et pendant
près de deux mois. Nous avons pu doser dans ces crachats
l'albumine dont la proportion était beaucoup augmentée :
L'affaiblissement progressif des malades était en rapport d'une
part avec l'abondance de la sécrétion, et d'autre part avec
la quantité relative d'albumine perdue. Dans cette maladie
l'expectoration est d'une légère consistance ; si on la laisse
reposer au fond du vase, il se forme plusieurs couches.
1° au fond du vase quelques crachats puriformes, et au
dessus une couche de matières muqueuses très fluide, présentant autour du vase des flocons de bulles d'air. Examinée
au microscope, la couche la plus inférieure est formée par
des corpuscules muqueux et quelques globules purulents.
La couche supérieure renferme de la graisse libre, des
épithéliums malades en voie de transformation graisseuse
et tous les autres éléments de l'expectoration qu'il est
inutile de répéter.

Les crachats de la dilatation bronchique sont quelquefois
fétides, surtout le matin, mais cette fétidité se distingue de
celle de la gangrène pulmonaire.

En résumé, l'examen des matières expectorées et dues
à l'exfoliation incessante de l'épithélium malade, a une
valeur diagnostique dans les affections catarrhales ; il indique seul, soit la bronchite simple, soit la bronchite

capillaire, soit l'hypersécrétion des bronches. La transformation des crachats clairs en crachats opaques permet de reconnaître la bronchite chronique simple ou la troisième
période de la bronchite capillaire, et dans quelques cas la
tuberculisation ; c'est alors surtout que le microscope peut
être utile en révélant la présence des débris du tissu pulmonaire et surtout des fibres élastiques. Nous établissons
cependant des réserves pour ce dernier signe dont la valeur
n'est pas absolue.

DES CRACHATS MÉLANIQUES.

Sous les différents noms de mélanose, fausse mélanose,
état charbonneux du poumon, anthracosis, les auteurs
modernes ont décrit une maladie dans laquelle le poumon
infiltré d'une matière noire, comme charbonneuse, vient à
s'ulcérer et donner lieu à une expectoration particulière.
Cette coloration noire du sommet des poumons est fréquente
chez les vieillards, mais il arrive quelquefois que l'exagé-
ration de cet état donne lieu à des accidents du côté des
organes respiratoires.

Quelle est la nature de cette matière noire pulmonaire ?
Est-ce du sang altéré ou le résultat d'une secrétion morbide
particulière comme M. Andral le pensait ? En consultant
les auteurs on trouve de nombreuses observations faites
d'abord en Angleterre, puis en France, qui établissent que
la couleur noire du poumon est due à l'inspiration habituelle
et prolongée d'un air chargé de molécules colorées en noir
et détachées, du charbon par exemple ; ainsi on a trouvé

cet état du poumon chez des ouvriers qui avaient travaillé plusieurs années dans des mines de charbon de terre et de houille ; parmi ces ouvriers quelques uns ont succombé avec les symptômes d'une maladie de poitrine, ayant eu des crachats caractéristiques, et à l'ouverture des corps on a trouvé des traces de phlegmasie et des cavernes remplies d'une matière noire.

Pour démontrer que cette substance n'était point un produit de sécrétion, M. Christison l'a soumise à l'analyse chimique et a reconnu que les acides chlorhydriques et nitriques qui détruisent toutes les matières organiques n'attaquaient point cette matière noire. M. Graham a démontré aussi que le chlore qui décolore tous les pigments noirs organiques était sans action sur la substance dont il s'agit. Ces expériences ont été confirmées par les travaux de MM. Robin et Verdeil (1), de M. Natalis Guillot. M. le docteur Maurice de Saint-Etienne a publié, en 1860, un travail très-important sur cette question, et en 1862, notre savant collègue, M. Perroud a observé quelques cas d'anthracosis et éclairé quelques points litigieux relatifs au siége et à l'origine de la maladie.

Les deux principales mélanoses qui donnent lieu à des crachats noirâtres, sont la mélanose hématique et la mélanose charbonneuse. On peut facilement à l'aide du microscope et de l'analyse chimique distinguer les crachats de ces deux espèces. Dans la mélanose hématique tous les

---

(1) Robin et Verdeil, *Chimie anatomique*, tom. 3. Natalis Guillot, *Archiv. géné. de médec.*

éléments du tissu pulmonaire sont infiltrés par la matière colorante du sang qui la teint en jaune et en rouge plus ou moins foncé.

L'acide sulfurique dissout le pigment hématique et n'a aucune action sur la matière mélanique pulmonaire.

Au microscope, la substance noire pulmonaire se présente sous forme de petites granulations d'un noir foncé, variant d'un demi-millième de millimètre à deux millièmes : dans le parenchyme pulmonaire, ces granulations se réunissent entre elles ou autour des éléments histologiques. Les granulations noirâtres du pigment véritable sont plus petites et d'un noir plus foncé que celles de la substance noire pulmonaire.

La matière charbonneuse a son siége d'élection au sommet du poumon, sous la plèvre et aux abords des quatre ou cinq premières côtes : M. Natalis Guillot a constaté que ces granulations charbonneuses étaient toujours placées dans le tissu conjonctif extra-vésiculaire, en dehors des petites bronches. En effet, les crachats des malades atteints d'anthracosis ne sont jamais noirs tant que le poumon n'est pas ulcéré.

Avant de passer à l'étude de l'expectoration dans les diverses formes de la pneumonie, il n'est pas inutile de rechercher les causes qui établissent, au point de vue des produits de sécrétion entre la bronchite et la pneumonie, une différence telle, qu'il existe une indépendance absolue de l'une par rapport à l'autre. Rien n'est plus rare, en effet, que de voir passer la bronchite, même capillaire, à l'état de pneumonie, par extension de la phlegmasie à une portion plus profonde de l'appareil respiratoire, de même aussi, l'inflammation des poumons ne se propage jamais aux bronches. Les différences qui séparent ces deux ordres de maladies, quant à leur marche, la nature de la toux, les signes fournis par la percussion, l'auscultation et les crachats restent incompréhensibles, tant que l'on considère l'arbre aérien comme tapissé par une muqueuse non interrompue, depuis le larynx jusqu'à la dernière limite des subdivisions bronchiques.

Les anatomistes et les médecins se sont laissé tromper par la continuité trop apparente du canal des bronches avec celui des canalicules respirateurs qui leur font suite. M. Robin enseigne depuis longtemps que les petites bronches d'un ou de deux millimètres de diamètre, cessent d'avoir des portions d'anneaux cartilagineux et une muqueuse séparable de la paroi bronchique proprement dite; elles ne possèdent plus un épithélium prismatique à cils vibratiles. Ces canalicules pulmonaires sont désignés à tort sous le nom de dernières ramifications bronchiques : ces conduits ont une structure propre qui caractérise le parenchyme pulmonaire, ils continuent à se diviser et à se terminer en petits culs de sacs ovoïdes. Ces conduits sont limités par des faisceaux rapprochés de fibres élastiques, et les vaisseaux forment à leur face interne un réseau très-serré de larges capillaires, qui rampent sur le tissu même de la paroi, sans qu'il y ait une muqueuse séparable ; ce réseau n'est séparé de la cavité des conduits que par une couche d'épithélium pavimenteux qui commence où cesse l'épithélium cylindrique des bronches. C'est dans ces conduits, dont la structure est différente de

celle des bronches, que s'accomplit l'hématose. La disposition du réseau vasculaire peut expliquer la rupture facile
des capillaires, l'extravasation sanguine, ainsi que la forme
et la composition de certaines concrétions fibrineuses rejetées par l'expectoration. Cette différence dans la composition
anatomique et dans la texture de ces deux parties, divisions
bronchiques et canalicules respirateurs, donne la raison de
l'expression symptomatique différente pour des processus
morbides analogues.

Les dernières divisions bronchiques reçoivent du sang
rouge provenant des artères aortiques ; les capillaires des
canalicules respirateurs émanant, au contraire, du système
de la petite circulation, reçoivent le sang noir par l'artère
pulmonaire. Le réseau qui nourrit le parenchyme pulmonaire est le siége de l'inflammation dans la pneumonie ; dans
la bronchite, le réseau capillaire enflammé vient de la grande
circulation.

DE L'EXPECTORATION DANS LA PNEUMONIE

Dans la pneumonie inflammatoire franche, les crachats
n'ont généralement pas de signification importante à la période d'invasion : ils sont alors constitués par des matières
muqueuses, dans lesquelles on retrouve de légères stries
sanguinolentes. Au microscope, ces crachats ne diffèrent
pas de ceux de la bronchite aiguë ; au deuxième jour de
l'invasion, les crachats sont caractéristiques : ils consistent
en une masse plus ou moins transparente, visqueuse ; ils
sont aérés et présentent des colorations diverses, jaunâtres,

de la couleur de la brique ou de la rouille, quelquefois d'un rouge plus prononcé ; ces colorations dépendent de la quantité plus ou moins grande de sang incorporée à la masse ; les crachats verts ne sont plus attribués à la bile, mais à une petite quantité de sang, que le microscope montre mêlé à une grande proportion de corpuscules muqueux, de cellules pigmentaires, tantôt jaunes, noires, irrégulières et d'épithéliums des bronches et du tissu pulmonaire. Dès que le processus morbide s'est développé, l'épithélium des canalicules respirateurs se détache et se mêle intimement aux produits albumino-fibrineux et au sang extravasé. Ces crachats sont ceux du premier degré de la maladie, mais on les observe néanmoins pendant toute la période d'augment de l'inflammation, les parties primitivement atteintes étant déjà hépatisées et l'engouement s'étendant à une nouvelle portion de tissu.

Quelques auteurs ont pensé que la même forme d'expectoration appartenait à l'hépatisation rouge ; cependant, j'ai souvent observé que le poumon bien franchement hépatisé, ne fournit qu'une très-minime quantité de crachats, très-visqueux, ne se détachant pas du vase, d'une teinte olivâtre ou sucre d'orge.

L'examen microscopique dénote une composition identique à celle de la première période, avec cette différence qu'on observe quelques globules purulents, une diminution dans le nombre des jeunes cellules, et une augmentation dans le nombre des globules sanguins. A la fin de cette période, si la pneumonie tend à se résoudre, les matières exsudées dans le tissu pulmonaire se ramollissent et l'on trouve dans les crachats, une matière blanchâtre, molle, semblable à du pus ; on observe souvent des cas de pneumonie hépatisée où les crachats diminuent depuis cette période jusqu'à la résolution complète. Chez certains malades , vers la terminaison de la maladie, l'expectoration devient de nouveau muqueuse comme dans la bronchite ; alors les éléments microscopiques sont des globules du pus, des corpuscules muqueux, des cellules en voie de formation, et de la graisse libre. Les globules sanguins ont disparu.

Enfin, la pneumonie peut passer à l'hépatisation grise ; quelquefois alors, les crachats se suppriment, tandis que les autres symptômes fébriles indiquent une évolution plus grave de la maladie ; la suppuration peut s'établir de deux manières, tantôt le pus s'infiltre dans le tissu pulmonaire et alors, on a des crachats contenant quelques globules de sang et beaucoup de globules purulents ; tantôt la pneumonie hépatisée se limite et forme un ou plusieurs abcès circonscrits. Si l'abcès est étendu, son contenu peut être rejeté subitement et d'un seul coup ; j'ai pu étudier deux fois cette forme de suppuration des abcès pulmonaires, et, dans les deux cas, le microscope m'a fait reconnaître les éléments histologiques du poumon, et particulièrement les fibres élastiques. Je pense que ce signe pourrait servir à établir le diagnostic entre un abcès pleural et un abcès pulmonaire.

Dans certains cas de pneumonies, l'expectoration établie depuis plusieurs jours se supprime brusquement ; cela peut tenir à une cause générale ou locale ; dans le premier cas existe une adynamie profonde avec stupeur (pneumonie typhoïde), alors les produits secrétés s'accumulent et ne sont pas rejetés : dans le second, les crachats se suppriment complètement parce que les parties engouées passent rapidement à l'hépatisation par le fait de la violence de la phlegmasie. M. Forget a très-bien étudié ces diverses formes de pneumonie, dans lesquelles l'expectoration fait complètement défaut, pour des causes locales ou générales.

Les enfants ne peuvent expectorer leurs crachats; ils les avalent ; du reste, la forme prédominante de l'inflammation hyperplastique rend difficile l'expulsion des produits. Il en est de même chez les vieillards. Dans la pneumonie du sommet, l'expectoration fait souvent défaut.

Le tissu pulmonaire s'engoue très-souvent dans le courant des maladies fébriles, comme le typhus, la fièvre typhoïde; l'expectoration est peu abondante, quoique les râles crépitants et sous-crépitants soient très-nombreux; il en est de même dans la pneumonie hypostatique des vieillards et dans les stases sanguines, suites des lésions organiques du cœur. Les crachats rendus ont le même caractère et la même composition que dans la pneumonie proprement dite.

DE LA BRONCHITE ET DE LA PNEUMONIE FIBRINEUSE.

Sous ce nom, les auteurs désignent l'inflammation de la surface muqueuse des bronches ou des canalicules pulmonaires, avec formation, dans leurs cavités, de concrétions fibrineuses. Les anciens médecins appelaient ces concrétions des polypes, et cela jusqu'à Louis, qui, dans un mémoire sur le croup chez l'adulte, insista sur ce fait, que les membranes croupales s'étendaient quelquefois jusque dans les ramifications bronchiques. Plus tard (1), Heurtcloup et Barth s'occupèrent de cette question. Le groupe de ces inflammations que Rokitanski a réuni en une seule famille sous le nom d'inflammations croupales des voies respiratoires, comprend ; le croup ou la laryngite pseudo-membraneuse, la trachéite, la bronchite diphthéritique et la pneumonie fibrineuse.

Les pneumonies fibrineuses chez l'adulte sont très-rares ; nous en avons cependant observé deux cas dont nous ne pouvons donner qu'une observation sommaire. L'un d'eux s'est terminé par la mort au neuvième jour de la maladie, et l'autopsie n'a pu être faite ; l'autre s'est terminé par la guérison, et le malade a expectoré au cinquième jour des concrétions qui ont été l'objet d'un examen détaillé. Les concrétions des grosses bronches sont formées de cylindres creux et dichotomisés ; elles apparaissent dans les crachats visqueux de la première et de la seconde période du quatrième au huitième jour. La couche fibrineuse qui touche la muqueuse est plus molle que la face opposée ; les concrétions des canalicules ont moins de consistance que celles des bronches; leur couleur est d'un blanc mat ou jaunâtre, quelquefois cendré. Le docteur Heintz a fait l'analyse chimique de ces produits, et a reconnu qu'ils étaient de nature protéique. Ainsi, ils se dissolvent dans une solution bouillante de potasse caustique ; une addition d'acide acétique trouble

(1) Heurteloup, thèse de Paris, 1828. Barth, arch. gén. de méd.

la solution qui redevient transparente avec un excès de cet acide. Cette solution précipite en jaune par le cyanure de potassium. L'examen microscopique permet de reconnaître la fibrine amorphe, se présentant sous formes de fibres très-serrées, avec une disposition onduleuse qui les fait ressembler à du tissu conjonctif; on voit aussi quelques globules de pus et de sang, ce sont surtout les surfaces terminales des plus fines concrétions qui présentent du pus.

En résumé, dans l'expectoration de la pneumonie fibrineuse, on trouve à la première période dans le liquide plastique des cellules épithéliales, de la fibrine et quelques globules de sang. A la période d'hépatisation, les cellules épithéliales diminuent et la fibrine augmente. Si on se rapproche de l'hépatisation grise, on trouve alors sur les concrétions de petites granulations, et plus tard, des globules de pus nombreux, qui se dissolvent par l'acide acétique en plusieurs nucléoles.

Il existe encore dans les crachats des concrétions fibrineuses, rougeâtres, d'une autre nature que les précédentes, paraissant constituées par du sang exhalé, puis coagulé dans les canalicules pulmonaires. M. Gubler a observé cette variété de crachats, pour la première fois en 1845. Plus tard Rémak a publié des observations semblables dans les archives de médecine, en 1846. Ces petits caillots sanguins se rencontrent surtout dans une forme de péripneumonie, que l'on a appelé hémorrhagique ; ils diffèrent des concrétions fibrineuses que nous venons d'étudier, en ce qu'ils contiennent primitivement tous les éléments du sang et sont formés de cylindres pleins.

Cette variété de pneumonie présente quelque analogie avec celle décrite en 1859 par le docteur Rambaud, professeur de clinique médicale, dans son travail très-intéressant sur les pneumonies scorbutiques. Dans cette affection, les crachats peu abondants, en partie muqueux et aérés, en partie sanguinolents, présentaient une apparence de gelée de groseilles, ou étaient, le plus souvent, simplement tachés de sang pur comme dans l'hémoptysie décroissante.

Gangrène pulmonaire, œdème du poumon. — Les faits d'expulsion de tissus pulmonaires sphacelés dans les cas de gangrène, ne sont pas très-fréquents. Martin Solon a rapporté un cas dans lequel une escarre, formée par un fragment de tissu pulmonaire d'un pouce carré, fut rendu après de violents efforts de toux ; les auteurs du *Compendium* de médecine rapportent un cas où l'un d'eux vit un sujet atteint de gangrène du poumon, rendre cinq lambeaux de tissu pulmonaire noirâtre et ramolli : quelquefois lorsque les débris se présentent sous la forme de filaments muqueux, ou en petites lanières, ils sont perdus dans les matières expectorées et échappent aux recherches. L'expectoration est excessivement fétide dans la gangrène du poumon, elle est caractéristique ; sa couleur est rougeâtre, sanieuse, presque noire. Si les crachats sont recueillis en quantité assez considérable et abandonnés quelque temps, ils se séparent en deux couches, l'inférieure contient le sang et les éléments solides, la supérieure contient les éléments liquides et la graisse. Examinés au microscope, les crachats de la gangrène contiennent du tissu connectif, des fibres élastiques abondantes, de la graisse et des cristaux de margarine. La fétidité des crachats s'observe encore dans les dilatations bronchiques chez les vieillards, mais on ne retrouve plus dans ces produits les débris organisés du tissu pulmonaire.

Dans l'œdème du poumon, l'expectoration est souvent difficile ; elle est ou spumeuse ou quelquefois brunâtre, sanguinolente contenant beaucoup d'albumine ; au microscope, on trouve dans la sérosité des cellules épithéliales et des globules sanguins ; les autres éléments sont ceux de la pneumonie ordinaire.

Dans la *pleurésie*, il n'y a presque pas de trace d'expectoration, à moins qu'il n'existe simultanément une bronchite qni se révèle alors par les crachats particuliers à cette maladie. Il existe cependant des observations de pleurésie suppurée, enkystée, se vidant dans le poumon et la trachée; on trouve alors du pus presque pur, sans matériaux du poumon, ce qui permet de reconnaître souvent la provenance directe de la maladie, si surtout cette quantité de pus est rejetée subitement et coïncide avec une diminution dans l'épanchement ; la pleurésie est alors idiopathique. Si elle est au contraire symptomatique d'une tuberculisation avancée, la question est plus complexe.

DE L'EXPECTORATION DANS LA TUBERCULISATION PULMONAIRE.

Avant les recherches nouvelles sur la tuberculisation, avant les études sur l'état pathologique du tubercule et sur son développement, on croyait à la spécificité de la matière tuberculeuse et on la cherchait dans les crachats. Dans le premier degré de la maladie, la toux est sèche, presque sans expectoration ; s'il y a quelques mucosités rejetées, elles sont sans caractère spécial, comme dans une bronchite simple ; dans quelques cas, un peu de sang est mêlé à ces crachats, surtout si le malade a présenté au début de l'hémoptysie. Lorsque l'affection tuberculeuse est arrivée à la période de ramollissement, l'aspect extérieur des crachats ne diffère pas de ceux de la bronchite, et le microscope montre des cellules épithéliales aux différentes phases de leur évolution graisseuse et des fibres de tissu élastique disséminées et comme divisées, ne représentant plus que des débris. Pour trouver plus facilement ces fibres, il faut mélanger quelques crachats à une certaine quantité d'eau dans un flacon bouché, puis agiter la masse pour désagréger les parties les plus denses qui gagnent le fond de l'eau, et qui doivent être explorées. Biermer n'admet pas d'une manière aussi constante la production de fibres élastiques dans le ramollissement tuberculeux ; Rémak et d'autres pathologistes ont admis leur apparition constante, dès la deuxième période de la maladie. Ce signe a eu assez de valeur pour faire établir le diagnostic de l'affection tuberculeuse à la période de ramollissement, dans des cas où les autres signes rationnels et sthétoscopiques faisaient défaut. Nous pensons qu'on a exagéré beaucoup la valeur de ce signe. On trouve, en effet, la fibre élastique dans les crachats d'affections de poitrine qui n'ont qu'une ressemblance grossière avec la vraie phthisie tuberculeuse. Ainsi nous l'avons trouvée dans la pneumonie ulcéreuse chronique, dans la vomique et souvent, chez les vieillards, dans les pneumonies lobulaires, vésiculaires *tuberculiformes.*

M. Villemin, de Strasbourg, dans une monographie sur le tubercule, au point de vue de son siége, de sa nature et de son évolution, a clairement démontré que la plus grande partie des masses dites tuberculeuses était le produit de la pneumonie vésiculaire, sans coexistence de tubercules. Les cavernes, les hémoptysies, les fibres élastiques retrouvées dans les crachats ne sont plus des signes *certains* de l'existence des tubercules dans le poumon. L'étude clinique n'a pas encore permis de reconnaître facilement les pseudotubercules et tous ces processus morbides qui, avec des origines différentes, aboutissent tous à la transformation graisseuse et à la destruction du parenchyme pulmonaire; elle viendra certainement confirmer le beau travail de M. Villemin et faire cesser cette confusion où l'on est tombé en ne s'arrêtant qu'aux caractères grossiers de l'apparence extérieure. Notre savant confrère, le docteur René Briau, médecin consultant aux Eaux-Bonnes, a publié, en 1859, sur les difficultés du diagnostic dans les maladies chroniques des organes pulmonaires, quelques observations intéressantes sur les malades envoyés à la station des Pyrénées. Ce travail démontre que certaines affections simulent la phthisie tuberculeuse et infirme, en outre, la valeur de certains signes admis jusqu'ici comme pathognomoniques. Nous aimerions à donner quelque développement à ces idées, mais nos observations sont encore incomplètes et ne se rattacheraient qu'indirectement à notre sujet.

A une période plus avancée des tubercules, lorsque le

ramollissement marche vite, les caractères extérieurs des crachats changent, on voit apparaître alors de petits grumeaux blancs ou un peu jaunâtres, de la grosseur d'un grain de millet ou de chanvre, et occupant le fond du vase; ils ont été pris pour de la matière tuberculeuse. Rémak re jette complètement l'expulsion de matière tuberculeuse susceptible d'apparaître sous le microscope ; ces granulations ne sont formées que par le groupement d'un grand nombre d'épithéliums. Lebert lui-même pense que le tubercule en se ramollissant dans le poumon, perd sa forme distincte. Etudiés au microscope, les crachats de cette période contiennent les mêmes éléments que la première, seulement les cellules passant à l'état graisseux sont plus nombreuses, les corpuscules muqueux, les globules purulents assez abondants et les fibres élastiques faciles à trouver. A cette période, on a rencontré quelquefois des alvéoles de poumon plus ou moins complètes et tapissées d'épithéliums. A la troisième période enfin, quand il y a formation de cavernes plus ou moins volumineuses, les crachats deviennent jaunes ou verdâtres et prennent la forme nummulaire que l'on a donnée à tort comme caractéristique. Ils peuvent devenir aussi plus denses, gagnent le fond du vase et donnent lieu à un dépôt abondant de matières puriformes. La quantité varie suivant l'étendue des cavernes, leur nombre et la forme de la phthisie ; j'ai vu des phthisies scrofuleuses arriver à leur dernière période, ne donnant lieu qu'à une expectoration insignifiante. L'odeur est nauséabonde ou fétide, surtout si les crachats stagnent dans les cavernes. La purulence des crachats du dernier degré de la maladie est établie depuis longtemps ; mais ce fait n'a pas une très-grande valeur depuis surtout que ce même élément a été retrouvé dans l'expectoration des bronchites chroniques. L'examen micros-copique révèle, à ce troisième degré, beaucoup de globules purulents, une grande quantité de graisse et des cellules dégénérées ; les fibres élastiques manquent souvent comme dans tous les cas de cavernes anciennes.

Lorsque la tuberculisation est aiguë, l'expectoration se rapproche de la bronchite, la présence des fibres élastiques est alors un bon moyen de diagnostic. Dans ce cas, elles apparaissent en quantité énorme et indiquent le ramollissement rapide. C'est dans des cas analogues que Rémak a observé ces fibres contenues dans une gaîne fibrineuse.

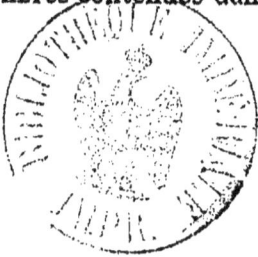